U0246967

优秀技术工人
百工百法丛书

毛玉泉
工作法

贵细中药材
鉴别应用

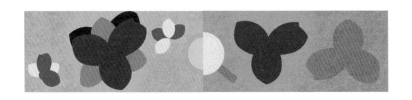

中华全国总工会 组织编写

毛玉泉 著

中国工人出版社

技术工人队伍是支撑中国制造、中国创造的重要力量。我国工人阶级和广大劳动群众要大力弘扬劳模精神、劳动精神、工匠精神，适应当今世界科技革命和产业变革的需要，勤学苦练、深入钻研，勇于创新、敢为人先，不断提高技术技能水平，为推动高质量发展、实施制造强国战略、全面建设社会主义现代化国家贡献智慧和力量。

——习近平致首届大国工匠
创新交流大会的贺信

优秀技术工人百工百法丛书

编委会

编委会主任：徐留平

编委会副主任：马　璐　潘　健

编委会成员：王晓峰　程先东　王　铎
　　　　　　张　亮　高　洁　李庆忠
　　　　　　蔡毅德　陈杰平　秦少相
　　　　　　刘小昶　李忠运　董　宽

优秀技术工人百工百法丛书
能源化学地质卷
编委会

序

党的二十大擘画了全面建设社会主义现代化国家、全面推进中华民族伟大复兴的宏伟蓝图。要把宏伟蓝图变成美好现实，根本上要靠包括工人阶级在内的全体人民的劳动、创造、奉献，高质量发展更离不开一支高素质的技术工人队伍。

党中央高度重视弘扬工匠精神和培养大国工匠。习近平总书记专门致信祝贺首届大国工匠创新交流大会，特别强调"技术工人队伍是支撑中国制造、中国创造的重要力量"，要求工人阶级和广大劳动群众要"适应当今世界科技革命和产业变革的需要，勤学苦练、深入钻研，勇于创新、敢为人先，不断提高技术技能水平"。这些亲切关怀和殷殷厚望，激励鼓舞着亿万职工群众弘扬劳模精神、劳动精神、工匠精神，奋进新征程、建功新时代。

近年来，全国各级工会认真学习贯彻习近平总书记关于工人阶级和工会工作的重要论述，特别是关于产业工人队伍建设改革的重要指示和致首届大国工匠创新交流大会贺信的精神，进一步加大工匠技能人才的培养选树力度，叫响做实大国工匠品牌，不断提高广大职工的技术技能水平。以大国工匠为代表的一大批杰出技术工人，聚焦重大战略、重大工程、重大项目、重点产业，通过生产实践和技术创新活动，总结出先进的技能技法，产生了巨大的经济效益和社会效益。

深化群众性技术创新活动，开展先进操作

法总结、命名和推广，是《新时期产业工人队
伍建设改革方案》的主要举措。为落实全国总
工会党组书记处的指示和要求，中国工人出版
社和各全国产业工会、地方工会合作，精心推
出"优秀技术工人百工百法丛书"，在全国范围
内总结 100 种以工匠命名的解决生产一线现场
问题的先进工作法，同时运用现代信息技术手
段，同步生产视频课程、线上题库、工匠专区、
元宇宙工匠创新工作室等数字知识产品。这是
尊重技术工人首创精神的重要体现，是工会提
高职工技能素质和创新能力的有力做法，必将
带动各级工会先进操作法总结、命名和推广工
作形成热潮。

此次入选"优秀技术工人百工百法丛书"
作者群体的工匠人才，都是全国各行各业的杰
出技术工人代表。他们总结自己的技能、技法
和创新方法，著书立说、宣传推广，能让更多

人看到技术工人创造的经济社会价值，带动更多产业工人积极提高自身技术技能水平，更好地助力高质量发展。中小微企业对工匠人才的孵化培育能力要弱于大型企业，对技术技能的渴求更为迫切。优秀技术工人工作法的出版，以及相关数字衍生知识服务产品的推广，将对中小微企业的技术进步与快速发展起到推动作用。

当前，产业转型正日趋加快，广大职工对于技术技能水平提升的需求日益迫切。为职工群众创造更多学习最新技术技能的机会和条件，传播普及高效解决生产一线现场问题的工法、技法和创新方法，充分发挥工匠人才的"传帮带"作用，工会组织责无旁贷。希望各地工会能够总结命名推广更多大国工匠和优秀技术工人的先进工作法，培养更多适应经济结构优化和产业转型升级需求的高技能人才，为加快建设一支知识型、技术型、创新型劳动者大军发挥重要作用。

中华全国总工会兼职副主席、大国工匠

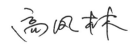

作者简介
About The Author

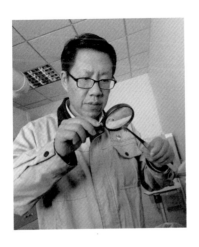

毛玉泉

　　1997 年从天津市中药学院毕业后加入企业药检部门，深耕于中药材及中药饮片质量鉴别领域至今已超过 27 年。通过在实践中锻炼和不懈探索，独创了"中药材鉴别五炼工作法"和"中药精品饮片四看查验法"，凭借其卓越的"认药"能力，被业界誉为"火眼金睛的毛大师"。获得"全国技术能手""全国劳动模范"等荣誉，享受国务院政府特殊津贴。

他始终坚守在企业药检一线，通过勤奋努力练就了精湛的鉴别技艺。除了自身专业技能的精进，他还致力于将多年积累的经验和技能传授给青年员工。他在公司中药鉴别劳模创新工作室中，通过"传帮带"的方式，将个人经验转化为团队智慧，培养了一批批优秀的青年员工。

无论在行业中处于任何位置，只要
不断坚持和努力，必将成为行业顶流。

毛玉泉

目　录
Contents

引　　　言
Introduction

　　中医药文化是打开中华文明宝库的一把钥匙，坚守中药材的质量对于从业人员来说不仅是一种情怀，更是一种责任。中药材属于农副产品，质量均一性、稳定性都差，必须全面、客观、综合地对其评判。

　　本书主要阐述作者及其团队多年来在从事天然牛黄、新会广陈皮、冬虫夏草等贵细中药材一线验收工作中，通过对老师傅们工作经验的总结和个人积累，运用传统经验鉴别方法，解决关于天然牛黄、新会广陈皮、冬虫夏草在质量验收中的一系列技术重点和难点问题。

通过"中药精品饮片四看查验法"即倒出来看，看全部；放大了看，看细节；对比着看，找不同；结合来看，看商品的主流，解决理化实验对中药材无法判断解读的问题。该方法快速有效、便捷廉价，不需要借助复杂的仪器设备，没有场地要求，不仅能对抽取的样品进行检测分析，还能对整批次商品综合性评价和判断，进而提升贵细中药材的验收质量。

第一讲

天然牛黄鉴别应用

一、牛黄的药用历史

牛黄气清香，味微苦而后甘，性平，可用于清热、解毒、定惊。内服治高热、神志昏迷、癫狂、小儿惊风、抽搐等；外用治咽喉肿痛、口疮痈肿、尿毒症等。

中成药安宫牛黄丸、牛黄清心丸、西黄丸、片仔癀等均以牛黄作君药。天然牛黄很珍贵，药材市场上的价格要高于黄金，大部分实际用药使用的是人工牛黄。

民间自古有一种说法："千金易求，牛黄难得。"天然牛黄属于贵细中药材，药材的管理严格，一般从业者很少能接触到，因此对天然牛黄的鉴别技术和经验相对欠缺。

胆结石作为一种病理产物，对机体会造成极大的痛苦。然而牛的胆结石——牛黄却是一味药用价值极高的珍贵中药。

牛黄在我国已有2000多年的药用历史，战国时期，扁鹊误用牛黄治好邻居的中风，其神奇功效首次被发现。在秦汉时期，《神农本草经》记载："牛黄乃百草之精华，为世之神物，诸药莫及。"从秦汉时期起，牛黄被用于治疗高热昏迷等病症，到魏晋南北朝时用药拓展到小儿、养生保健等方面。

天然牛黄极难获得，在正常情况下，牛患胆结石的概率是非常低的，只有1‰~2‰，100万头牛中才能产出3~4kg牛黄。

在过去20年里，由于资源稀缺，天然牛黄的价格一直呈平稳上涨态势，但2023年之后价格呈现失控上涨态势。在安徽亳州、河北安国、四川成都等中药材专业市场，每千克天然牛黄的价格升至165万元，较2023年之前上涨了1倍，这种情况较为罕见。长期以来天然牛黄市场供应紧缺，价格高昂，一些不法分子用植物粉末加蛋清、蛋黄和牛胆汁等制作，或用其他动物的胆结石冒充天然牛黄，以假乱真，牟取暴利。

　　过去天然牛黄主要产于北京、河北、内蒙古、辽宁、吉林、黑龙江、陕西、甘肃、河南，西北、东北的产量较大。产于西北者，被称为"西牛黄"或"西黄"；产于东北者，被称为"东牛黄"或"东黄"；产于北京、天津等地者，被称为"京牛黄"。

　　过去进口牛黄产于加拿大、阿根廷、乌拉圭、巴拉圭、智利、澳大利亚等地，由华侨从美国旧金山集散，被称为"金山牛黄"；还有部分牛黄来自印度，是因宗教习惯形成的货源，被称为"印度牛黄"。但进口牛黄的色泽、气味均不及国产牛黄。

二、牛黄的鉴别方法
（一）牛黄的分类

　　牛黄分为天然牛黄、体内培植牛黄、体外培

育牛黄和人工牛黄四类。

1. 天然牛黄

当牛患有胆管阻塞，胆汁无法排出时，会潴留在胆囊内。胆囊内的胆汁会发生浓缩现象，随

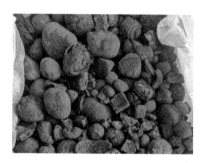

图 1-1　天然牛黄原包货

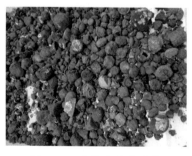

图 1-2　天然牛黄个子货

着时间的推移，就会逐渐形成牛黄。天然牛黄产量稀少，因此价格特别昂贵。

2. 体内培植牛黄

早在 20 世纪 80 年代体内培植牛黄就已经出现，但性价比不高未能推广，现在仍然是相对复杂的并且风险较高，还涉及动物伦理等问题。

3. 体外培育牛黄

体外培育牛黄是根据胆红素钙结石在体内形成的原理和生物化学过程，在实验室条件下模拟牛的体内生理环境，进行发酵浓缩而成的，是天然牛黄匮乏时的替代品。气微清香而略腥，味微甜而苦，入口后无清凉感。

4. 人工牛黄

人工牛黄是天然牛黄最初的替代品，由牛胆粉、胆酸、猪去氧胆酸、牛磺酸、胆红素、胆固醇、微量元素等参照天然牛黄的已知成分配制而成。人工牛黄由于是直接配制的，一般呈黄色疏松粉末，产量大，价格也较为便宜。

（二）牛黄的来源

　　黄牛不分公母，其胆结石均可入药，但水牛、牦牛及野牛的胆结石不可入药，其外形与断面层纹与黄牛胆结石相近，所不同的是外表为乌黑色。

　　可以将处方中的牛黄以体内培植牛黄、体外培育牛黄替代，等量投料使用，但不能以人工牛黄替代。在使用同类药品时也可以注意药品说明书的成分栏，若药品采用人工牛黄作为原料药，则只能标注"人工牛黄"，不能标注"牛黄"。牛黄属于贵细中药材，市场上假冒伪劣产品较多。

（三）管黄挑拣

　　1. 问题描述

　　天然牛黄分为管黄及胆黄两种。在杀牛时取

出肝脏，并检查胆囊、肝管及胆管等有无结石，如发现有则一起取出。去净表面附着的薄膜，先用灯心草或棉线扎裹，外面再用毛边纸包好，置于阴凉处阴干，全年均可收集。管黄挑拣存在的主要问题有以下几个方面。

（1）虽然管黄和胆黄同样都是牛的病理产物，但是因为结石所在部位不同，质量有差异，成分也不同。

（2）天然牛黄因来自个别病牛体，产量甚微，供不应求。往往货主、药农不能分辨，便一起收集，使其混杂其中，直接影响了药品的均一性。商品规格无法清晰界定，对交易价格也造成影响。

2. 解决方法

（1）所有牛黄无论多少一律倒出，全部均匀平摊到不锈钢托盘中，不能重叠。只有这样才能使全部牛黄一览无余，不留死角。

（2）无论是管黄还是胆黄，颜色均为棕黄色系，颜色深浅差异微乎其微，必须用 40 倍放大镜在近距离处肉眼观察。对平摊在不锈钢托盘中

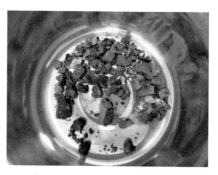

图 1-3　放大镜下的牛黄劣品

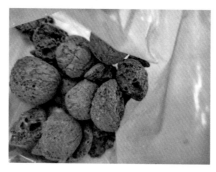

图 1-4　牛黄伪品

的牛黄从左至右、从上至下进行地毯式查验，反复排查管黄及碎片直至没有。

（3）管黄放大看呈管状，断面有较少的层纹、中空以及破碎的小片，表面不平带有横曲纹，色较深。

3. 实施效果

通过此种方法，可以把绝大部分管黄挑拣出来。

（四）胆黄挑拣

1. 问题描述

正品胆黄大小不一，有的大若鸡蛋，有的小如米粒，颜色非黄即黑，并存在外黄内黑、外黑内黄的情况。质地有的酥脆、有的坚实，外观性状不统一，均一性差。

药品验收工作是定性和定量综合性的判断。但是因为牛黄是贵细中药材，从业者接触得很少，对其认知程度仅限于课本中的内容，为验收工作带来困难。胆黄挑拣主要存在以下几个方面问题。

（1）因加工不当，干燥不及时，造成胆汁沁入胆黄。用颜色相近的黄色药材如黄连、黄芩等打成粉末，以小颗粒牛黄为母核层层泛制包裹，或索性直接造假。

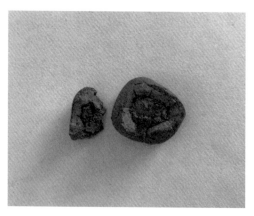

图 1-5　牛黄伪品断面（没有层纹）

（2）有的牛黄表面特征完全符合性状描述，

但其内部组织不好，被业界俗称糠黄、嫩黄、荔枝黄。

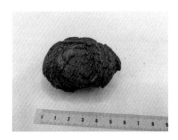

（a）糠黄

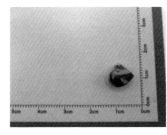

（b）嫩黄

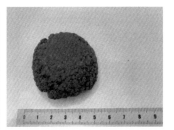

（c）荔枝黄

图1-6　胆黄劣品

（3）为增加重量在牛黄表面用盐水喷洒，或用糖水喷洒，为牛黄定型，两者均为透明液体，蒸发后在表面残留但颜色无明显变化。

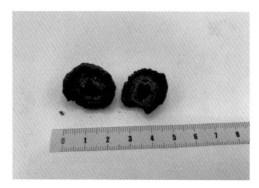

图 1-7　荔枝黄断面

2. 解决方法

在现场验收时，要求"快、准"，以手摸、眼看、口尝、火试、水试、醋试，结合擦、掂、捏进行鉴别。优质牛黄可达到"一轻二黄三酥"的质量标准。

（1）手摸。牛黄质地疏松，质量比一般相同体积的物品要轻。不管是泥团还是常见的伪品，相同体积的质量比牛黄要重，因此说"牛黄上手轻三分"。

牛胆囊结石完整者呈卵形、类球形、方圆形或三角形，直径0.6~4.5cm。表面有的有裂纹，有的呈麻面而不光滑，有的粗糙具疣状凸起，有的呈龟裂纹。有的外部有一层黑色鞋油状光亮的薄膜，俗称"乌金衣"。

用手捏，牛黄易碎。牛黄的硬度在1°~2°，很容易被捏碎，捏不碎者一般应视为伪品。牛黄由表及里呈片状剥落，质酥脆，易分层剥落。

（2）眼看。牛黄含有胆红素，它与牛黄的颜色呈正相关性。在工作实践中，验收的批次多了，会慢慢体会到牛黄的黄色并不是简单的标准黄色，表面颜色深浅不一，介于黄红至金黄色之间，断面细腻而稍有光泽。

个头大、单独在胆囊内形成的牛黄往往会出现糠黄，断面颜色偏深。淡黄或鲜黄色的牛黄质量较差。个头小的牛黄属于在胆囊内共存的多个

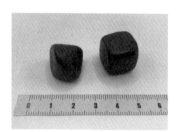

（a）乌金衣

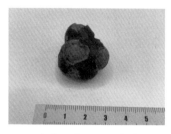

（b）三角形天然牛黄

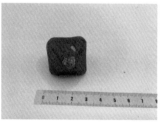

（c）方圆形天然牛黄

图1-8   不同形状的天然牛黄

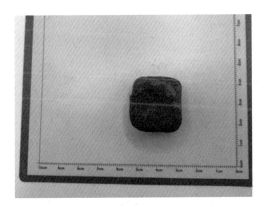

（a）表面

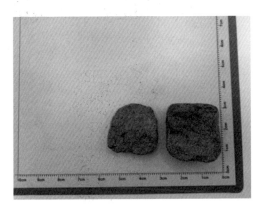

（b）断面无层纹

图 1-9　造假的牛黄

结石，长期在一起相互挤压、黏合，形成不同的
形状，基本轮廓带有棱角，但都是圆润的。

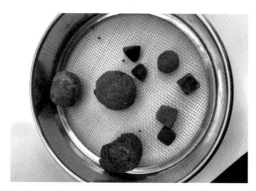

图 1-10   不同形状的牛黄

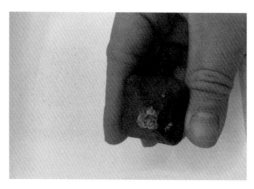

图 1-11   牛黄真品特写

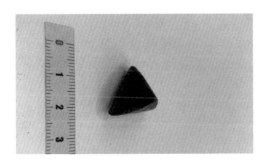

图 1-12　真品乌金衣（三角形）

断面呈棕黄或金黄色，深浅不等，亦显光泽，有排列整齐的环状层纹，重重相叠，有的夹有白心。裂片呈明显分层，质细密、酥脆，内心有白点，并夹带白碱。

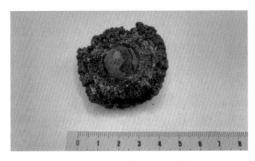

图 1-13　荔枝黄（内好外差）

　　"遇水磨擦黄三分。"用传统方法鉴别牛黄时，将少许牛黄加水抹在指甲上，指甲显黄色，擦去后指甲具有明亮的黄色光泽且经久不褪，俗称"挂甲"或"透甲"。一般来说有些水分的牛黄颗粒在白纸或磨砂玻璃板上擦几下，同样出现淡黄色的痕迹，这种颜色不一定很深，但能较长时间地保留不变。若无清凉感，色擦易退，且光泽黯者为伪品。

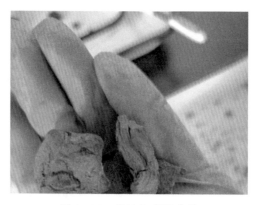

图 1-14　层纹细密的牛黄

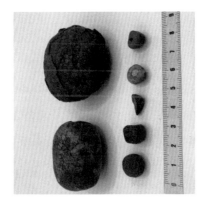

图 1-15 自然形成、大小悬殊的牛黄

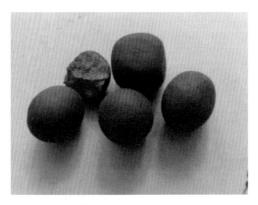

图 1-16 伪品牛黄

（3）口尝。将少许牛黄放在舌尖舔，味道先苦而后转甜，有一股清凉感直达舌根及喉部，无杂味、臭味及其他腥膻味，嚼之似泥而不粘牙，无牙碜感，溶化无残渣，黄色挂舌不落，唾液被染成淡黄色。纯苦而不转甜、无清凉感、有腥臭气味者，或是难以嚼碎、有滑腻感者，应判别为伪品。

（4）火试。①针刺法。取一根小针烧红，刺入牛黄中，若牛黄分裂，裂片呈明显层纹，质细密、酥脆，内心有白点，并有清香气味则为真品。若刺入后牛黄不分裂，剖开无层纹，中心无白点，并微有臭浊气味者则为伪品。用针刺入真品，拔出针后针上应不带黄色。②火烧法。取牛黄少许，置火上烧，会发出特异气味，伪品无此气味。

（5）水试。牛黄不溶于水，遇水不变形，置于水中先浮而后沉，不胀、不溶、不变色，煮到水沸仍保持块状。若入水迅速膨胀而崩解者为伪品。

（6）醋试。取一干燥洁净的试管，放入牛黄粉末（成块的牛黄稍加压碎），加入 2mL 醋酸，加热至沸腾，溶液即呈现淡绿色至深绿色。品质好的牛黄溶液呈深绿色而清澈；品质次的呈绿色至稍黑而混浊；人工牛黄溶液呈淡绿色或青绿色。

3. 实施效果

以上鉴别牛黄真伪的方法，有时采用一两种就可以鉴别。如果把握不大，各方法可逐个进行加以鉴别。

通过综合运用以上各种方法，就可以对天然牛黄的真伪优劣进行评价。实际上牛黄的传统验收过程也就是去伪存真的过程。

三、牛黄的验收取样

牛黄价格昂贵，是绝对的细料品种，并且使用历史悠久，在商品交易历史过程中，为保证质量，已经形成了约定俗成的商品规格，不分大小，而是按照整碎比例分为"五五货""三七货"等。

因为牛黄质地酥脆易碎的特性，在运输查验时就会产生碎片、粉末等，来货后必须进行比例筛选。

天然牛黄资源稀少，一批货是由不同渠道多次收集在一起的。按照《中国药典》将样品进行十字交叉，经过反复操作，最后得到的实验样品很难代表大货的总体质量情况。

1. 解决方法

（1）筛选分路。大货整体倒出至不锈钢盘中，把个大完整的过手拣出，其余全部过直径 0.8mm 筛进行分路，得到大片。再过直径 0.3mm 筛，得

到中片。最后过《中国药典》一号筛（10目）去
除小颗粒和粉末。

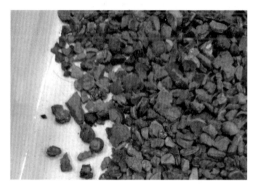

图 1-17　牛黄大片

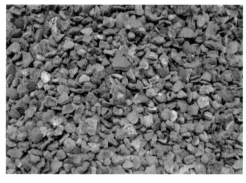

图 1-18　牛黄中片

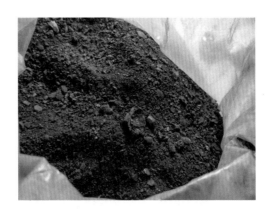

图 1-19　筛下的牛黄粉末及碎渣

（2）尽可能把样品选取均匀。首先将样品进行充分混合，采取"多点位随机抽取结合，上、中、下检验抽样以及十字交叉划分取样"三结合的方法，以九宫格为矩阵抽取 9 份样品，托盘各边角抽取 4 份，再随机抽取 5 份，总计 18 份样品构成总样品，最后进行十字交叉划分取样得到待检样品。

2. 实施效果

通过以上方法的实施，最大限度地保障了天

然牛黄质量的均一性。让所取样品尽量代表无限接近大货的真实情况，让检测出的实验数据更加客观地反映大货的质量水平。

四、牛黄的储存

中药材的储存是指保管方式方法、所用容器和所处环境条件。对于天然牛黄来讲，因为其价格昂贵，延长保存时间、保住药用价值是关键。作为原药材，天然牛黄未经加工处理，受微生物、细菌、水分、灰分等不确定因素的影响，易导致药性、药效减弱。

1. 储存方法

一般要求放置在阴凉干燥处，密封保存。阴凉处规定为 20℃以下，冰箱冷藏即可实现。冰箱冷藏虽然温度可以达标，但湿度大，易形成湿气并结霜，从而造成牛黄表面生霉，进一步出现腐败、发臭的现象，严重影响质量。

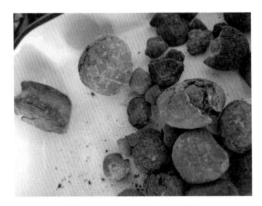

图 1-20　牛黄表面的霉变

过去的保存方法主要有：（1）小批量。放置于棕色玻璃瓶中，瓶口封蜡。此方法虽能避光，但时间长之后蜡封破损，不能密封。酥脆的牛黄在玻璃瓶里来回碰撞，不是破裂就是掉渣、掉末。

（2）大批量。在大塑料袋口用轧带扎紧，但在搬、倒货物等情况下，轧带与塑料包装袋之间互相摩擦，随之松动，不能起到密封作用，导致外部空气进入。当货物出库时外部环境变化，水雾立即形成并凝结在包装袋内壁，形成水珠，打湿牛黄。

2.改进方法

为解决以上问题，阴凉库相对湿度调整为45%~60%，保证恒温、恒湿。尽可能做到密封、防潮防压、专箱存放。以 1kg 为单位，进行干品强挡位抽真空操作，并进行两道塑封。

（1）在塑封时，注意要把底部垫平，保证抽真空后包装袋的平整。这一点也很重要，因为牛黄质地酥脆，这样的包装使受力均匀，可有效防止牛黄碎裂和包装跑气。还可视情况在外层反套一个大号袋子，进行双层袋子的两道塑封，隔绝空气，防止氧化。

（2）刚得到的天然牛黄一定要晾干，及时干燥，防止其因放置时间长而变质。切勿将湿湿的牛黄放到冰箱里，即便是冷冻也不可取，以免牛黄变黑失效。一定要晾干使水分蒸发，也不要放在太阳下暴晒。一旦牛黄发霉，不严重的浮霉可用少量白酒擦洗。

（3）牛黄取出后应及时去除表面附着的黏液、血液、胆汁和异物，用吸水纸吸干。

（4）用温火或干燥的烘箱烘干。温度控制在60℃以下，温度过高则影响牛黄的质量。

（5）要及时干燥，防止因放置时间长而造成牛黄腐败、发臭，影响质量。

（6）牛黄干燥后放入干燥的器皿保存。应遮光、密封、防潮、防压，最好是用带颜色的器皿密封保存。

第二讲

新会广陈皮鉴别应用

一、新会广陈皮的药用历史

新会广陈皮是广东新会的地方特产，"广东三宝"之首，也是一种常用中药材，被誉为"天下第一和药"，留皮不留肉是其独特的价值体现，一直享有盛名。"一两陈皮一两金，百年陈皮胜黄金"。它是以茶枝柑为原料制成的，始载于《神农本草经》。新会广陈皮作为药食同源商品，味辛温，入脾胃经，辛香走窜，温通苦燥，主开达上焦之气，通利中焦之滞，能辟秽邪而通正气。对于脾虚胃弱、脾胃气滞而引起的脘腹胀满、消化不良、食欲缺乏，长期服用陈皮有很好的理气健脾作用。

历代医家认为："陈皮产广中，广产、新会产者为胜。"《本草害利》记载："广东新会陈皮为胜，陈久者良，故名陈皮。""新会的种，新会种，还要在新会陈。"自元代初期起，广东新会就有人工栽培、加工柑橘，栽培历史逾 700 年。气候环境、土壤水质、种植方式、田间管理等外界因素都直接影响药材质量。

2006 年 10 月，"新会陈皮"被列入国家地理标志保护产品名录。新会陈皮的定义为：在广东省新会地区自然生态环境种植的新会柑（茶枝柑），先用传统的存放方式在新会当地自然气候条件下存放 3 年以上，经历 3~4 月的回南天，再经历夏季 40℃的高温。经历当地温度、湿度的变化，可保证陈皮最好的原始药性。

《中国药典》（2020 年版）专门修订了有别于其他陈皮的"广陈皮"（药材和饮片）【含量测定】项质量标准。

二、新会广陈皮的鉴别方法

1. 问题描述

陈皮属于六大陈药之一，新会陈皮讲究年份越老越好，而随着年份的增加，陈皮的颜色也会有变化，以此可判断陈皮质量。盲目追求年份，认为颜色越深越好，这给了商家造假的机会，对市场形成更多干扰从而导致验收过程中的误判。新会广陈皮主要存在以下几种催化造假方式。

（1）茶染皮。这是最早的造假手段，用劣质普洱茶茶汤浸泡陈皮，达到染色的目的。

（2）工艺皮。利用高温高湿的环境1个月之内可以做出三年皮的效果，用高温蒸气杀青后再烘干表面，陈皮颜色呈深褐色甚至黑色。经过高温加工的陈皮气味散失，还要加陈皮香精和甜味素等科技"狠活儿"，亦被称为"毒陈皮"。

（3）湿仓皮。这是新兴的造假手段，是迎合市场、主打擦边球的"轻工艺"，外观品相更加逼真。陈皮在高温高湿的条件下存放，稍加化学药水染色，人为加速催化，颜色加深明显，充当高年份陈皮，但内在物质根本没有转化。

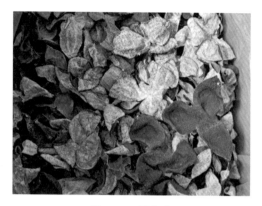

图 2-1　湿仓皮

　　以上是属于造假做旧的陈皮。在药品质量鉴别工作中要先做好真伪定性。

　　（4）堆仓皮。陈皮在仓库里存放，库房环境始终保持恒温恒湿，大堆头叠压堆放，从来不见太阳，内部成分陈化缓慢，药性不足。

　　（5）烧边皮。不论是机器开皮还是人工开皮，开皮时果肉被损坏，果汁流出污染果皮后再经翻晒，不能及时干燥。

　　（6）溃疡皮、黑星皮。这些都是在种植过程中果实得病，导致陈皮的品相下降。

以上几种是有质量问题的陈皮，属于定量范畴，在质量验收工作中要仔细辨别。

2. 解决方法

针对上述问题，不能单单从外果皮的颜色来评判陈皮质量的好坏，必须从多角度进行综合性判断。

（1）外观形态辨别法。道地的正品陈皮形态自然舒展，皮张完整，薄厚均匀，三瓣对称，内

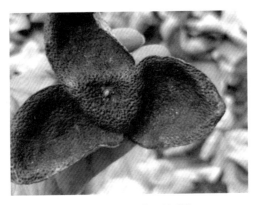

图 2-2 正品"三瓣货"

皮外翻，外皮边缘内卷。

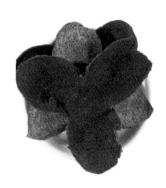

图 2-3　伪品陈皮

（2）颜色辨别法。自然生晒的陈皮应该呈红棕色，无论是存放 5 年还是 10 年，它的基底颜色还是红棕色，不会是黑褐色。陈皮的颜色并不均一，有深有浅，而做旧皮内外均呈深褐色，死板无层次。

（3）果蒂辨别法。仔细观察果蒂能看出新陈程度，没有果蒂的是落地果，果蒂处会呈现向内凹陷或空洞的状态。使用人工开两刀法的陈皮果蒂在皮瓣顶端，使用机器开三刀法的陈皮果蒂在皮瓣中央。

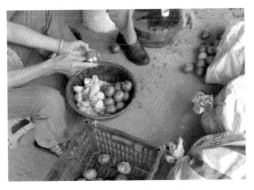

图 2-4 现场手工开皮

（4）油室辨别法。随着时间的积累，水分不断地流失，油室会发生变形，三至五年皮边缘油包收缩变形，十年皮不仅边缘油包变形，中央油包凸起，褶皱部位形成独有的猪鬃纹。如果是成熟度高的冬后皮，还可能形成狗癞皮纹。

（5）内囊辨别法。自然陈化皮内囊蓬松浮软，如鱼鳞片一样容易脱落，转色自然；有细微绒

毛，毛糙不平整；还有陈化小点，每一个小点都是油室脱落后的痕迹，透过脱落的小点能看到外

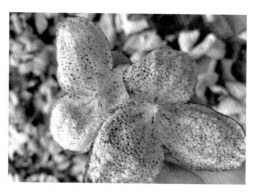

图 2-5　正品陈皮内表面油室

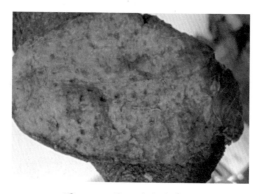

图 2-6　伪品陈皮内表面

表皮的颜色。人工做旧的陈皮陈化时间只有 2~3 年，在内表面加压加湿导致内囊板结紧实或半紧半松，看不出油室油包。

（6）声音辨别法。这一点不仅能判别含水量的高低，也适用于判别新老皮。把陈皮拿起摔在桌子上，新皮声音发闷，老皮声音清脆。

3.鉴别效果

运用以上方法，通过颜色和形态的综合判断，能够准确分辨出真正的自然陈化的陈皮，为精品药材的制作提供了质量技术保障。

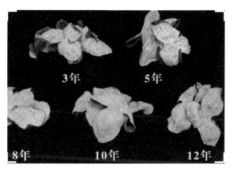

图 2-7　不同年份的自然陈化的新会广陈皮

三、新会广陈皮的道地性

陈皮市场火爆，新会周边的珠三角地区长期都有使用陈皮的习惯，需求量大。近十年来从南到北各地的市场已经培养出陈皮的消费习惯，尤其在京、津两地消费人群众多，在药用医疗、茶道药膳、保健养生等方面均有使用。而正宗道地的新会一线核心产区的陈皮少之又少，供不应求。在新冠疫情期间，有专家推荐陈皮对新冠病毒有辅助治疗作用。同时陈皮具有金融属性，资本大量地涌入，加上国家从 2023 年起要求"水

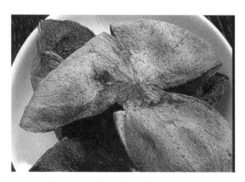

图 2-8　外地人工陈化的陈皮

田复粮"，更使其价格大幅上涨，成为名副其实的"网红皮"。新会广陈皮产值一路"狂飙"，从2010年的不足1亿元飙升至2022年的190亿元。

1. 问题描述

外地陈皮大量充斥新会市场，福建、四川、广西、云南等地的水果皮在新会加工集散，冒充新会广陈皮。尤其是椪柑外皮、芦柑内皮特征与茶枝柑极其相像，导致很多药行、茶行的专业人士都分辨不出来。

新会一线核心五大产区东甲牛比围、梅江塞口围、天马牡蛎地、茶坑、西甲（此地不再产）等国家地理标志保护区，相传所产陈皮各有各味，所谓"千皮千味"。很多人一直追求具体的行政村甚至紧盯是哪个围口，但作者经过实地调研和多年对比研究发现实际情况并非如此，有的村与村之间实际地域性差异并不明晰。市场上80%标注核心产区的新会广陈皮都是其他产区的陈皮冒充的，但只要是新会地区 14 万亩海水倒灌形成的咸淡交融的海泥，土壤肥沃，富含微量元素，即便是双水小冈、三江深吕、会城南坦岛等二、三线产区一样有好皮底料。

2. 解决方法

（1）看表面特征。新会广陈皮的油包丰富密集，由内向外分布均匀的大油室。新会最靠海边的种植柑橘的地块，受独特的海洋季风性气候影响，每年都有台风经过，所以部分果皮上会留有台风疤，质量验收时要注意鉴别。

（2）对光透视看油室。新会广陈皮的油包颗粒又大又圆并且明显，全部呈通透的"满天星"大棕眼，每三个油室横竖都能形成一条直线。

（3）大红皮内囊的橘白脱落，露出油包。二红皮因为成熟度不够不仅留有橘白，还有橘络残留。十年皮的内皮自然泛黄带白，干燥感更强。

（4）年份越久的陈皮厚度越薄。主要原因是

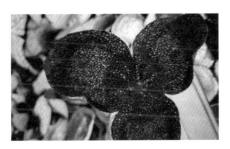

图2-9　对光透视"满天星"陈皮

内囊的不断脱落，只有油包存在的外皮在不断转化。24种挥发油和黄酮类物质以及多糖、有机酸等成分相互作用，催化转化。

（5）手摸。油室凹凸不平，非常立体，像是一个一个被镌刻上去的，而外地皮的手摸凹凸感不明显。手掂，十年以上的高年份陈皮体轻，已经出现蜕囊现象，甚至有个别蛀口。只要是没有被蛀蚀透，外皮油室仍存在，其实是不影响口感的。手捏，外地皮或是水果皮没有韧性，放置后水分流失得越来越多，断裂严重。新会皮有足够的韧性，并且用指甲抠内皮时，橘白部分不会轻易掉落。

（6）闻气味。新会广陈皮的气味是24种挥发油相互作用形成的，有辛味和一定的刺激性，所以才要陈化。短年份的有话梅香，高年份的有木香或有药香。

（7）三年皮能承受200g拉力，五年皮可以承受350g拉力，十五年老干仓皮甚至可以承受500g以上的拉力，说明果皮陈化到位。

（8）开汤冲泡。汤色：橙黄色，澄清透明，多次冲泡后颜色不褪。口尝：陈皮市场水很深，皮子到底好不好，喝到嘴里才知道。伪品发苦、发酸。陈皮含有果糖和柠檬苦素，随着时间的推移，内部成分发生转化，正宗道地自然陈化的新会广陈皮口感是有层次的：第一泡初段微酸，低年份的陈皮喝起来甚至还有点儿苦味，这是因为柠檬苦素没有转化完全；第二泡以后开始出现回甘；第三泡香气大开，汤感油润细腻，药香明显，口感最佳；5~6泡后经久不衰，没有苦涩味，入口顺滑，不是单纯的果糖甜，而是一种老茶的甘味，这才是优质道地的新会广陈皮。初红皮有凉喉、甘甜、鲜活感，回甘生津，高香气味足，香味层次更丰富，是茶饮首选。大红皮温润醇厚，飘香四溢，香味由柑香逐渐演变为甜香、醇香。

3. 鉴别效果

通过眼看、手摸、鼻闻、口尝等方法，就能够有效准确地把新会广陈皮和外地皮区分开，轻松断定产地和真假。现场看货验收速度快、效率高，适合瞬息万变的药材市场。这些方法是通过长期大量的对比实践总结出来的，需要先有一定的基本功，再去不断体会，才能熟练掌握这些方法，达到鉴别效果。

立秋以后采青皮是为了疏果，青皮偏于行气；霜降采初红皮，可得秋之气，并兼顾青、红

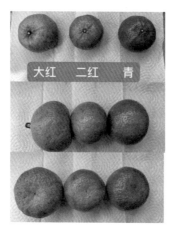

图 2-10　不同成熟度的鲜果

两种颜色和口感；小雪开始采二红皮，甜度较
高，健脾理气；冬至时大红皮营养物质丰富；冬
后皮产量极低，糖分最高，但经常出现落地果。
新树树龄 5 年左右，高 1.6m，根系浅，果实个大、
皮厚，产量高，占据市场货源的 85% 左右。8~10
年的老树高达 2m，地下根系发达，果实皮薄，
个头偏小，香气足。病树果果皮内囊少，树底果
果小、内囊薄。

　　原枝圈枝多条树茎如鸡爪般向四周生长，结出的果实要比驳枝的果实表面更加油润。驳枝是一根树茎的主干，枝条一律向上生长。水田树比山上树的水肥条件好，过去用有机肥（花生麸＋豆腐渣）浇灌生态种植，目前随着种植面积的不断扩大，以沿滴水线合理适量施肥打药规范化种植为主。

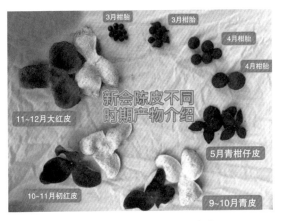

图 2-11　不同采收期的陈皮

四、陈皮的储存

1. 问题误区

陈皮需要多年存放，但是存放过程中容易生虫、发霉，使品相等级下降，每年损耗也大。霉变颜色不同，有白霉、黄霉、绿霉、黑霉，严重影响药品安全性。陈皮储存存在以下误区。

（1）大红皮成熟度高，颜色和口感陈化的效果好。

（2）定期晒皮，晒的次数越多，成分转化的速度越快，能追上高年份皮的品质。

（3）储存容器材质不受限制，塑料和金属容器、布袋都可以，只要密封使外部空气进不去就行。

（4）新会皮新会存，南方的湿度变化大，气温高，存储陈化的效果要比外地好。

（5）陈皮作为六大陈药，存放时间越长药性越强。

2.解决方法

陈皮的有效成分储存在外皮油室中，陈化过程也是在外皮组织内完成的。而内囊的橘白部分就是营养基质，更容易生虫发霉。作者通过尝试比较发现，如果挑选老树果较薄的果皮或初红皮，那么橘白占比就相对较少，不容易生虫发霉，而且药用价值高，经济效益也好。

除了选优质的果皮底子，还要有得当的存储方式和方法。和其他药材商品有所不同的是，陈皮仓储存放的过程也是陈皮成分转化的过程，这是由它的特性所决定的。作为专营中药材的商业公司，大批量储存陈皮必须严格谨慎操作，否则造成的损失巨大。

（1）选皮。最宜选二红皮，因为其糖分较少适宜储存陈化，并且不容易生虫发霉，便于保管，性价比高。在相同的储存条件下，老树果果皮的陈化速度比新树果果皮快，陈化后气味高香，还有药香和薄荷凉感，久泡酸味小，药用价值高。

（2）晒皮。每年晒两次，选在5月、9月阳光充足的大晴天，空气相对湿度60%左右，每次晒1~2小时。翻晒陈皮时要内皮向上，因为虫蛀的主要位置是内表皮，尤其是翻卷的地方。晒后放凉再装回布袋，将少许陈皮另装一个玻璃瓶，与大货放在相同环境，用于日常观察。

（3）存储方法。结合传统的存储方法，一种是用布袋装陈皮，放入铁桶封存；另一种是用布袋装陈皮，放入纸箱，纸箱左右对侧开洞。不能放入冷库，干仓常温保存即可。在仓储过程中，需要经过风干、密封储存、加湿软化以及再次风干等多个步骤，湿度变化大，颜色的陈化、转化率高。日常要注意检查养护，离墙离地控制"五距"，随时观察质量变化。

（4）陈化三要素：温度、湿度和氧气。冬季

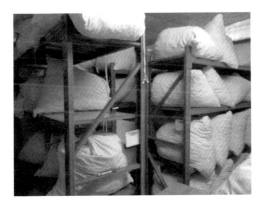

图 2-12　立体货架存储陈化

北方室温 20℃左右，相对湿度 15%~20%，从中秋到第二年清明将近 9 个月的时间陈皮都可以在氧气的作用下转化，不易生虫发霉。冬季南方室温 10~15℃，惊蛰到 10 月 1 日之前都是高湿环境，陈皮要隔氧密封，不仅储存难度大，容易发生虫蛀霉变，而且陈化时间只有 3 个月，转化率明显低于北方。

（5）虽然有"百年陈皮"的说法，但从质量验收角度看，陈皮存放 3 年可入药，在存放得当

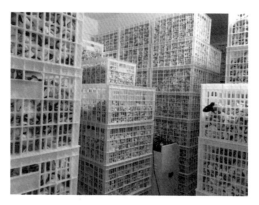

图 2-13   塑料通风筐

的条件下，陈皮油室里的 24 种挥发油已经发生了充分转化，存放 10~15 年已经达到最佳口感和药用效果。

第三讲

冬虫夏草鉴别应用

一、冬虫夏草的形成

世界上的虫草有百余种,而真正能药用的只有一种,因为其价格昂贵,从业者接触较少,存在认识上的不足。

冬虫夏草的生长环境恶劣,往往隐藏在颜色相近的草皮、腐叶当中,采摘难度很大,没有经验的人很难辨别。冬虫夏草由于分布地区有限、自然寄生率低、对环境条件要求高,因此资源非常少、售价高,晒干后干品更难辨别,造假也会更多。

1. 冬虫夏草的特点

(1)冬虫夏草是由麦角菌科冬虫夏草菌的子座及其寄主蝙蝠蛾科昆虫蝙蝠蛾等的幼虫尸体形成的复合体,属于菌类物质。

(2)古书记载:"冬在土中,身活如老蚕,有毛能动。至夏则毛出土上,连身俱化为草。若不取,至冬则复化成虫。"

其实冬虫夏草是在我国青藏高原等高海拔地区野生环境下机缘巧合所形成的。它是蝙蝠蛾幼虫感染冬虫夏草菌后，在体内生成菌丝，逐渐吸收幼虫体内的营养，直至虫体只剩下外壳而形成的。而不是古书所说的在虫、草之间周而复始地变化。

（3）虫草是以条数、大小、产地和采收期定规格等级，其实大小不代表品质的好坏，关键还是看品相。大草比小草价格贵，主要的原因是大草产量更少，物以稀为贵。

2.真菌、孢子进入蝙蝠蛾幼虫体内的途径

（1）从口而入。当蝙蝠蛾幼虫吃黏有子囊孢子或菌丝的食物时，子囊孢子通过消化道进入蝙蝠蛾幼虫体内。

（2）表皮感染。蝙蝠蛾幼虫表皮接触孢子或菌丝，孢子或菌丝直接穿透蝙蝠蛾幼虫的表皮，进入其机体。

3.冬虫夏草复合体的形成

菌丝穿透蝙蝠蛾的表皮，直接进入虫体，吸取虫体内的蛋白质、体液作为自身营养而生长，发育为菌丝。幼虫因感染菌丝而停止进食，行动迟缓。菌丝在幼虫体内迅速蔓延，至充满整个虫体体腔，幼虫表现为烦躁不安，向附近植物根系蠕动，潜入地表 4~8cm。在 10 月地温 2~9℃时，幼虫死亡，形成头部倾斜向上、尾部向下的僵虫。到了第二年夏天，冬虫夏草的草茎从虫壳中长出，呈现一种独特的"虫草"形态。

二、冬虫夏草的分类和规格等级

1.传统经验鉴别

（1）眼看

①看虫体。虫体似蚕，饱满肥大，尾部末端向下，形态自然。

②看颜色。虫体色黄、光亮，呈金黄色或黄

褐色，近头部颜色突变。

③看草头。形状由粗到细，断面平整，颜色黑，略发黄，有明显的黄黑渐变颜色。

④看虫头。眼睛红棕色，虫体的颈部粗细均匀。

⑤看环纹。环纹粗糙明显，近头部环纹较细，共有 20~30 条环纹，背部环纹呈现三窄一宽（三环一组）。

⑥看腹足。有腹足 8 对，近头部 3 对，中部 4 对，近尾部 1 对，其中以中部 4 对最为明显。

（2）手摸

手捏有弹性，手掂体轻；中部 4 对足坚挺；掰开虫体，断面呈白色略黄，内心充实，易断不空心；中间有一个类似"V、Z、L、U"字形或"一"字形的淡黄色消化腺或小黑芯。除了虫体尾部末端，无论掰开虫体哪个部位，都能看到断面。

（3）鼻闻

具有一种特有的香气，类似海鲜干货的腥香气，还带有酥油的香味。气味过于浓烈或有不自然的腐臭味、霉味、化学药品味等异常气味，则可能是伪劣品。

（4）口尝

放口中咀嚼，口感绵软，越嚼越有甜香味，略有味精的味道。伪劣品硬碎顶牙，不耐嚼而无肉香味，土腥味重。

2. 冬虫夏草的分类

行话讲，一根鲜草可以抵三根干草。近年来新鲜虫草开始进入内地市场，打乱了过去对冬虫夏草商品规格等级的分类。

过去交通物流不便，所以市场以干虫草为主流商品，便于存储。现在交通物流发达，便于新鲜虫草运输。

鲜虫草和干虫草相比，药用价值更高。因为

鲜虫草在阴干成为干虫草的过程中，水分会蒸发30%~50%，水分蒸发的同时，营养成分也会部分流失。

（1）按商品状态划分

①鲜虫草。出售时间很短，不易造假，但易与人工虫草混淆。尖头部位呈棕褐色，到黄白色的中间部位呈现明显的渐变色，并且草头（子座）相对于虫体来说，显得更短小。

②干虫草。这是流通的主流品种，情况复杂，规格等级多。

（2）按采挖期划分

①头期虫草。草头刚露出地面后被及时采挖，草头长度约占虫体的1/3，虫身粗壮饱满，药用价值最高。

②中后期虫草。由于没有被及时采挖，草头变长，虫身变空瘪，质量不及头期虫草。

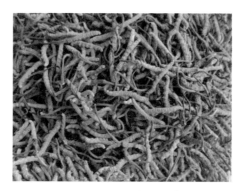

图 3-1　玉树中期虫草

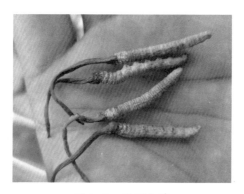

图 3-2　后期虫草

（3）按加工方法划分

①干刷虫草。虫草出土后不沾水，人工用刷

子刷掉覆盖在虫草上的泥土。

优点：干刷虫草可以保存更久，不易变质，药效不易流失。

缺点：干刷虫草可能不是那么干净，但是吃之前冲一下水即可。

②水洗虫草。用高压水枪冲洗虫草再晾干。

优点：足够干净。

缺点：虫草干燥后颜色变暗，容易变质，药效降低，还会增加重量。一根 0.5g 的虫草，水洗后变成 0.7g。

（4）按生长地划分

①高海拔虫草。个头相对偏大，颜色黄，草头小，黄根渐变明显，棕色眼睛。

②低海拔虫草。个头相对偏小，颜色暗黄，草头小，黄根渐变不明显，红色眼睛。

3. 虫草的产地分布

虫草一般分布在海拔 3000~5000m 的地区，具有喜冷凉、耐湿的特性，适合种植在质地疏松、土质肥沃、水分充足的土壤中。虫草主要分布在青海、西藏、甘肃、四川、云南等地。

一线核心产区：西藏那曲比如县、巴清县、索县，所产虫草个头相对大、品质好，知名度最高。

青海玉树杂多县、果洛雪山县，虫草产量最大且品质好，是虫草的主要产区，性价比高。青海虫草产量大，占 85%，是理想的优质货源。

二线产区：四川阿坝、甘孜，有一定的产量。

三线产区：云南、甘肃，产量小、质量差，通常充作其他地方的虫草销售，或者当作次品销售。

4. 不同产地的虫草鉴别

虫草是以产地、大小、采收期和条数来定品质，按照不同的规格进行分级。

（1）那曲比如虫草。生长在海拔 4500m 以上的地区，积雪覆盖久，生长周期长。

①品相好，个头足够大，虫体饱满，草头长短适当，虫体颜色明黄，眼睛橙黄色，草头颜色有变化，头部褐色，中部黄色，草头基部膨大。

②颜色好，偏金黄色，发黑的较少，黑斑、黑点也较少。

③生长在高海拔地区，采挖困难，产量不到总产量的 15%。

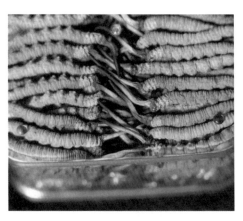

图 3-3　那曲比如虫草

（2）玉树虫草。表面深黄色至黄棕色，眼睛棕黄色或黄色。

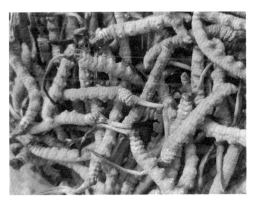

图 3-4　玉树头期虫草

（3）青海虫草。草头颜色发深，没有渐变色或渐变色不明显。

（4）四川虫草。颜色稍深，虫体表面暗黄色或暗棕色，头部红棕色。

5. 冬虫夏草条数换算

（1）问题描述。冬虫夏草规格繁多，存在规格不清的情况。由于冬虫夏草产地偏远，对质量规格的计算方法不同，容易出现误差，导致质量

表 1　虫草条数换算表

产地规格	800条/500g	900条/500g	1000条/500g	1250条/500g	1500条/500g	2000条/500g	2500条/500g
内地规格	1600条/kg	1800条/kg	2000条/kg	2500条/kg	3000条/kg	4000条/kg	5000条/kg
平均条重	0.625g/条	0.55g/条	0.5g/条	0.4g/条	0.33g/条	0.25g/条	0.2g/条
采购验收	8条/5g	9条/5g	2条/1g	5条/2g	3条/1g	4条/1g	5条/1g

的不对等，造成采购业务出现问题。

　　例如，内地虫草规格 2000 条，是以 1kg（1000g）为单位重量。而在产地所指的虫草规格 2000 条，是以 1 市斤（500g）为单位重量。这就造成在条数上整整相差了 1 倍，在规格上相差 3~4 个等级。

　　（2）解决办法。采用条 /g 双向单位计算法。以 1 条虫草多少克，或是每克有几条虫草为计算

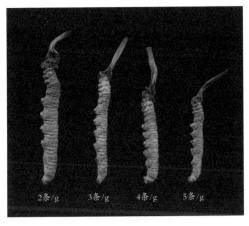

图 3-5　多种规格的虫草对比

方法。例如，虫草2000条/kg，1条虫草的重量是0.5g，采购验收时，以2条/g标注，不会产生歧义，1g中虫草条数越多，单体虫草的重量越小。大小粗细有对比，价格相对便宜。

三、冬虫夏草的伪劣品鉴别

1. 伪品虫草

（1）人工虫草。2017年，人工虫草在培养室培育成功，培养周期只需半年。发展到第六代，

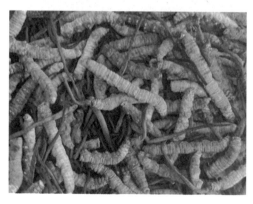

图 3-6　人工虫草

人工虫草也有三窄一宽的特点，冻干干燥后有锈斑。草头无变色，头尖脖子细。

（2）新疆虫草。虫体似蚕，表面紫黑色或紫红色，没有子座，虫体质地较硬。

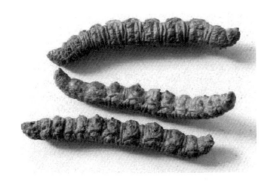

图 3-7　新疆虫草

（3）亚香棒虫草（古尼虫草）。产自湖北、贵州等地。草头粗黑无渐变色，上下粗细一样，无不孕顶端，长度大于虫体。眼睛发黑且凸出，嘴巴尖。没有明显的主足。环纹浅而杂乱，虫体发白，环节两细一粗，但不明显而且无规律。尾部无钩，呈锥形，颜色无明显变化。染色虫草用水泡后会掉色；未染色虫草颜色黑且表面多圆点。草头与虫体连接处不膨大，味腥、涩、苦，气味刺鼻。

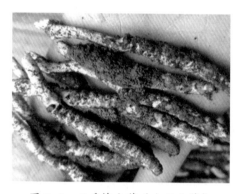

图 3-8　亚香棒虫草（古尼虫草）

因其形态类似冬虫夏草，经常被商贩们加工后当成冬虫夏草销售，从中牟取暴利。经过加工后的亚香棒虫草可以说是毒性翻倍，因为一般的加工手段就是用重金属染色、化学物质熏染等，是毒上加毒，应在验收工作中加以注意。

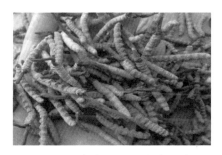

图 3-9　染色后的亚香棒虫草

（4）地蚕。呈菱形或长菱形，略弯曲。外表呈淡黄色或灰黑色，地蚕只有根痕环节 2~11 个。

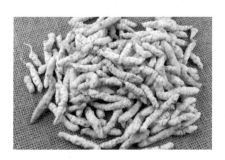

图 3-10　地蚕

（5）模具虫草。是用淀粉、石膏、塑胶等材料经膜压后染色而成的。颜色均匀一致，但不自然，干净没有杂质。

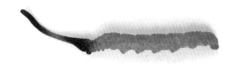

图 3-11　模具虫草

2. 劣品虫草

（1）断草。虫草在采挖、刷净、存储或后期销售过程中发生了折断，分成两段或多段，被挑出后单独售卖，分为肉节和大头钉。

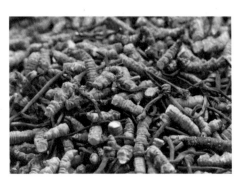

图 3-12　断草

（2）插签草。将断草用竹签或者草签穿起来，充作完整虫草。

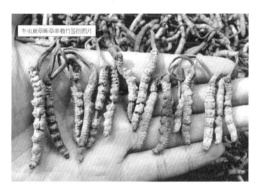

图 3-13　插签草

（3）胶黏虫草。将断草用胶水黏合起来，充作完整虫草。

（4）黑草。整个虫草表面颜色发黑或虫草体表局部颜色发黑。

（5）瘪草。因采挖不及时，虫草的营养被草头吸收过多从而导致虫草变瘪变空，多有草头过长的现象。

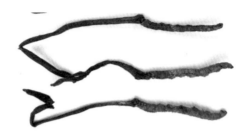

图 3-14　瘪草

（6）默勒虫草。产自青海省祁连县默勒镇，默勒虫草是红眼睛，而冬虫夏草一般都是黄褐色眼睛。

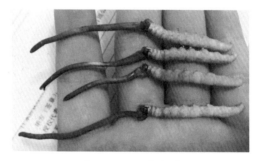

图 3-15　默勒虫草

（7）增重虫草。形态僵硬，不自然弯曲；用全氟三丁胺药水浸泡，烧烤后冒青白色烟；手摸纹路不清晰，手感干硬，没有弹性；鼻闻有化学药剂加虫草香精的混合气味。

四、新鲜虫草的运输与储存

1. 产地加工

新鲜收购的虫草多是黑色的，带泥土，在晾干封存之前会用药用牙刷将其刷干净，在这个环节绝对不能沾水，以免虫草腐烂变质变色。

新鲜虫草的保存原则是低温、干燥。

2. 库房存储

（1）阴凉库存放。将冬虫夏草放在阴凉、干燥、通风处，避免阳光直射，温度应保持在20℃以下。

（2）冷库存放。如果需要长时间保存冬虫夏草，将冬虫夏草抽真空密封，放入冰箱冷冻。冷冻温度控制在 -20~4℃，冷冻保存可以保存3年。

（3）单独存放。避免将冬虫夏草与其他药材商品混放，以免互相影响。最好将其放在专门的盒子或袋子里，并标明日期。

3.保管养护注意事项

（1）不要改变冬虫夏草的储存环境。进出库时经常从冷冻柜中拿出虫草又放回，从冷冻环境中拿出，打开包装，温度迅速上升，虫草会迅速吸取空气中的水蒸气，这样对虫草影响较大。解冻后虫体变软，再次冷冻后虫草品相也会发生巨大变化。

（2）发现虫草受潮要及时采取措施。如果虫草受潮，除湿机已经不能在短时间内起到降低湿度的效果，应立即拿到太阳下暴晒或阴凉处快速风干。

（3）霉变情况要及时处理。发现冬虫夏草在受潮后出现霉变，要判断霉变的程度。

判断方法：掰开虫草的虫子部分看看，如果

里面发黄或发黑，说明已经霉变严重，不能作药用。如霉变程度不严重，虫体里面仍然是白色的，把虫草上的菌丝刷掉，并且用高度白酒将其洗干净，放在太阳下晾晒后可继续使用。

（4）防潮防虫。冬虫夏草容易受潮发霉，存放时要注意防潮。同时，冬虫夏草也容易受到虫蛀的侵害，应采取防虫措施，如将其放在密闭的容器中，或加干燥剂保存。

（5）存储养护。先将冬虫夏草用干净塑料袋密封，然后在容器底部撒上一层花椒以防虫蛀，再将包好的冬虫夏草置于花椒上，最后将容器密封，放在阴凉干燥处。

后　记

在拙作即将付梓之际，我长舒了一口气，算是又完成了自己真心想做的一件事。这么多年来我从行业"小白"潜心向学，不断提升学历和个人技能，一直奔波在求学的路上。一路走来，离不开各级领导的关怀指导，离不开身边同事的关心帮助，更离不开家人的理解和支持，他们是我不断前进的动力之源和心灵归宿。

回首过往，从最初对中医药文化的好奇和热爱，到如今成为一名在中医药领域有所建树的从业者，我深知这一路走来的艰辛与不易。但正是这些经历让我更加坚定了自己的信仰和追求，也让我更加珍视身边人的支持和鼓励。

中医作为中国传统文化的瑰宝，拥有数千年的历史，更蕴含了丰富的哲学思想和医学智慧。

在深入学习和研究中医药的过程中，我逐渐领悟到中医的精髓，也更加坚信中医在现代医学体系中的重要地位和价值。为了更好地传承和发扬中医药文化，我不仅积极参加各种学术交流和实践活动，还努力将自己的经验传授给更多的年轻人。我希望通过自己的努力，能够培养更多的中医药人才，激发更多人对中医药的兴趣和热爱，为传承和发扬这一宝贵的文化遗产贡献自己的力量。

展望未来，我将继续不断学习和探索。同时，我也期待与更多的同行朋友交流和合作，共同推动中医药事业的繁荣和发展。我相信，在我们的共同努力下，中医药文化一定会在世界医学舞台上绽放出更加璀璨的光芒。

2024 年 5 月

图书在版编目（CIP）数据

毛玉泉工作法：贵细中药材鉴别应用 / 毛玉泉著.
北京：中国工人出版社, 2024. 7. -- ISBN 978-7-5008-
8483-5

Ⅰ. R282.5

中国国家版本馆CIP数据核字第20243L4K85号

毛玉泉工作法：贵细中药材鉴别应用

出 版 人	董 宽	
责 任 编 辑	魏 可	
责 任 校 对	张 彦	
责 任 印 制	栾征宇	
出 版 发 行	中国工人出版社	
地　　　址	北京市东城区鼓楼外大街45号　邮编：100120	
网　　　址	http://www.wp-china.com	
电　　　话	（010）62005043（总编室）	
	（010）62005039（印制管理中心）	
	（010）62379038（职工教育编辑室）	
发 行 热 线	（010）82029051　62383056	
经　　　销	各地书店	
印　　　刷	北京市密东印刷有限公司	
开　　　本	787毫米×1092毫米　1/32	
印　　　张	3.375	
字　　　数	45千字	
版　　　次	2024年10月第1版　2024年10月第1次印刷	
定　　　价	28.00元	

优秀技术工人百工百法丛书

第一辑　机械冶金建材卷

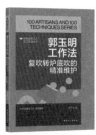
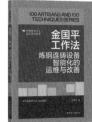
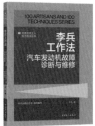
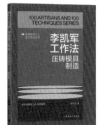

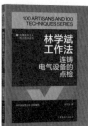
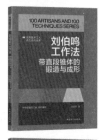
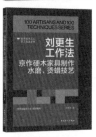
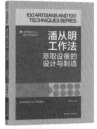

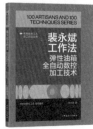
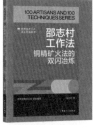
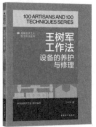
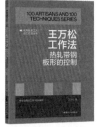

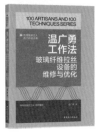
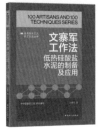
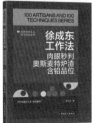
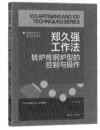

优秀技术工人百工百法丛书

第二辑　海员建设卷

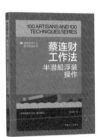

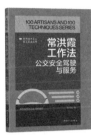

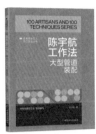

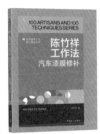

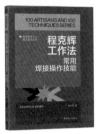

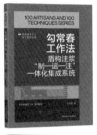

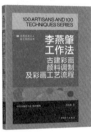

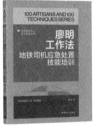

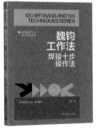

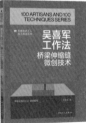

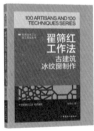

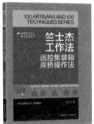